I0421752

Dieses Buch gehört:

_____

_____

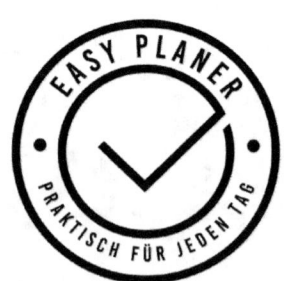

Copyright © Easy Planer
www.easyplaner.com

Dieses Buch ist urheberrechtlich geschützt. Es darf weder in elektronischer Form noch in gedruckter Form vervielfältigt werden, außer für ihre explizite Verwendung. Das Kopieren dieses Buches ist ohne Erlaubnis des Autors nicht gestattet. Alle Rechte vorbehalten.

Meine Keto Reise

Der 28-Tage Planer

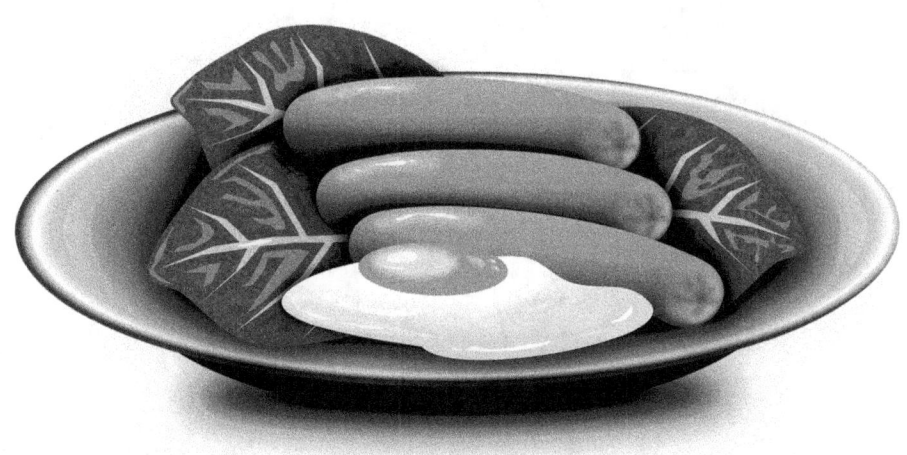

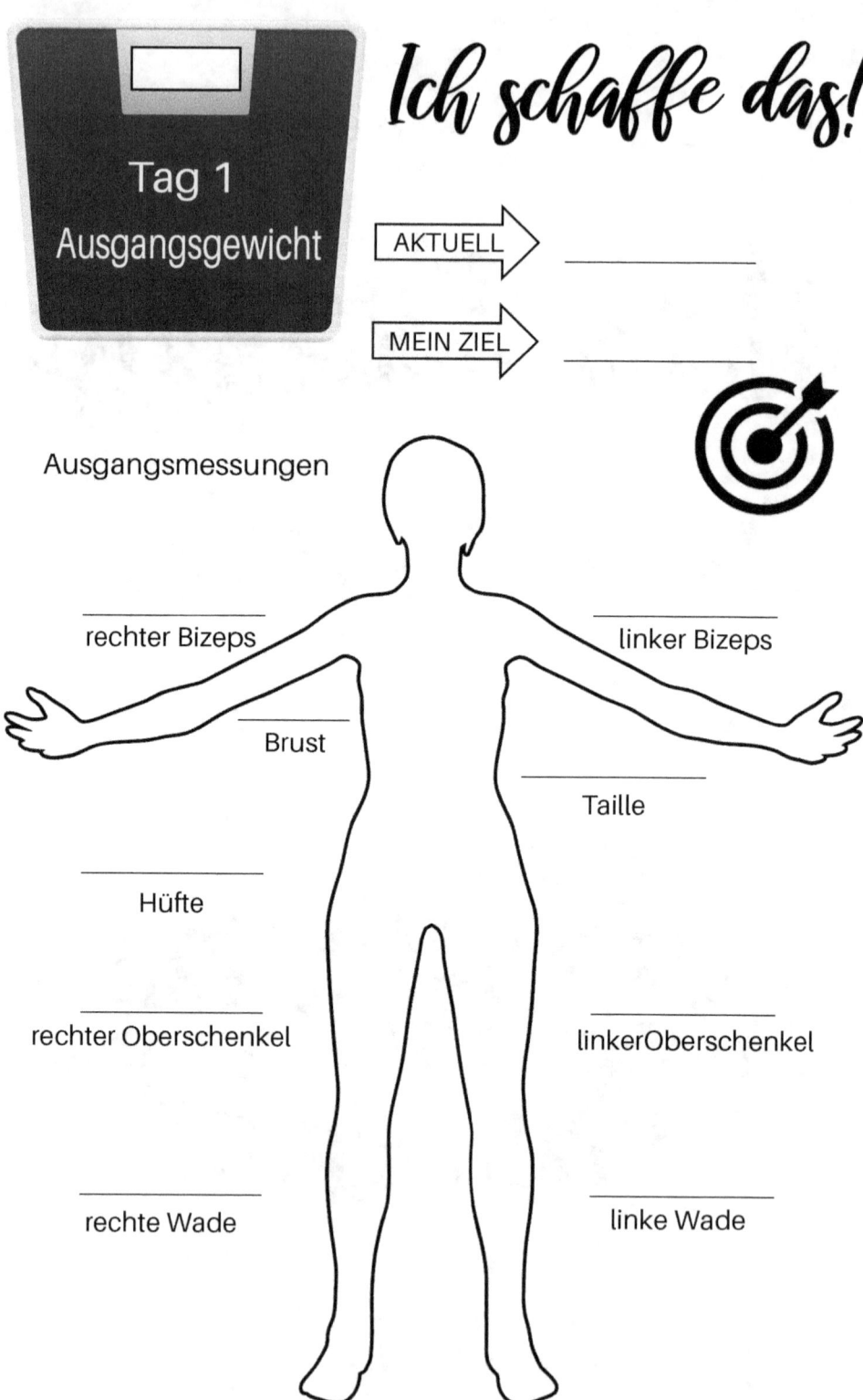

Tag 1
Ausgangsgewicht

Ich schaffe das!

AKTUELL → _____

MEIN ZIEL → _____

Ausgangsmessungen

_____
rechter Bizeps

_____
linker Bizeps

_____
Brust

_____
Taille

_____
Hüfte

_____
rechter Oberschenkel

_____
linkerOberschenkel

_____
rechte Wade

_____
linke Wade

Aktuell

hier Foto einkleben

Fragen, die ich mir stellen sollte

Warum fange ich mit einer Ketogenen Ernährung an?

_____

_____

_____

_____

Was ist mein Endziel?

_____

_____

_____

_____

Habe ich das richtige Mindset zum Abnehmen?

_____

_____

_____

_____

Wer kann mich unterstützen? Wer kann mir Fragen beantworten?

_____

_____

_____

_____

Tag 1 – 7

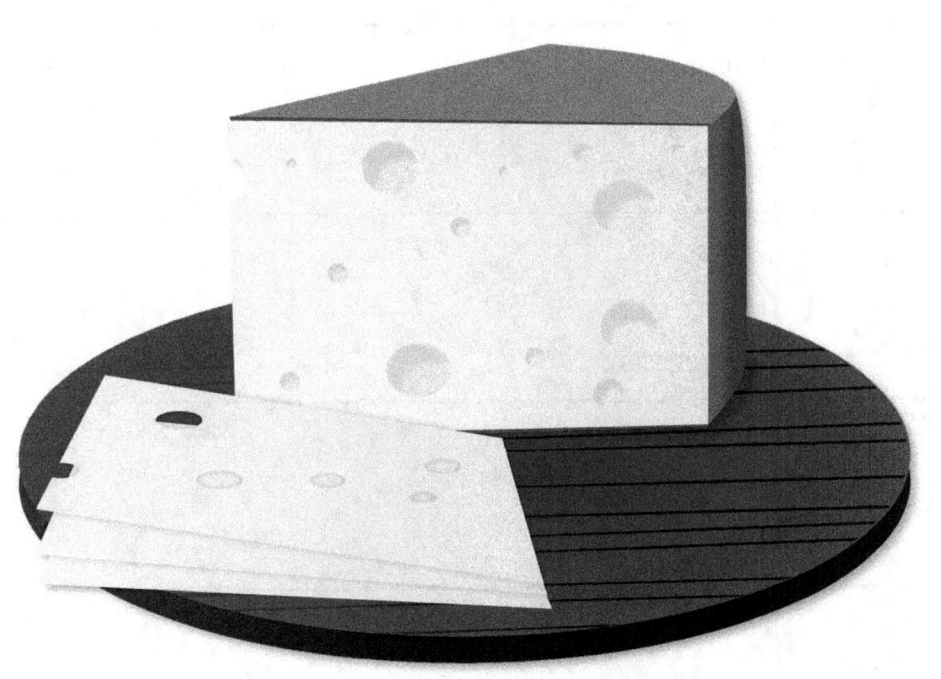

Speiseplan

Tag 1	Frühstück: Mittagessen: Abendessen:
Tag 2	Frühstück: Mittagessen: Abendessen:
Tag 3	Frühstück: Mittagessen: Abendessen:
Tag 4	Frühstück: Mittagessen: Abendessen:
Tag 5	Frühstück: Mittagessen: Abendessen:
Tag 6	Frühstück: Mittagessen: Abendessen:
Tag 7	Frühstück: Mittagessen: Abendessen:
Snacks	

Einkaufsliste   Tag 1 – 7

FLEISCH & FISCH		MILCHPRODUKTE & EIER		GEMÜSE	
	Schinken		Sahne		Brokkoli
	Speck		Joghurt, vollfett		Blumenkohl
	Hackfleisch		Eier		Gurke
	Huhn		Butter		Spargel (grün)
	Aufschnitt		Ghee		Zucchini
	Schweinefleisch		Saure Sahne		Zwiebeln
	Lammfleisch		Frischkäse		Knoblauch
	Wurst		Vollfettkäse		Sellerie
	Steak		**VORRÄTE**		Aubergine
	Ente		Mandelmilch		Weißkraut
	Garnelen		Kokosmilch		Paprika
	Lachs		Kaffee		Salat
	Thunfisch		Steinsalz		Kräuter
FETTE & ÖLE		Senf		**FRÜCHTE**	
	Olivenöl		Kokosmehl		Avocados
	Avocadoöl		Mandelmehl		Heidelbeeren
	Sesamöl		Erithrol		Brombeeren
	Erdnussöl		dunkle Schokol. 90%		Himbeeren
	MCT Öl				Erdbeeren
	Kokos Butter				Zitronen
	Kokos Öl				Limetten
	Ghee Butter				Nüsse & Samen

Einkaufsliste

FLEISCH & FISCH	MILCHPRODUKTE & EIER	GEMÜSE
	VORRÄTE	
FETTE & ÖLE		FRÜCHTE

Gewohnheits-Tracker

GEWOHNHEIT	1	2	3	4	5	6	7	BELOHNUNG

Stimmungs-Tracker

TAG	STIMMUNG					WARUM?
1	☺	☻	☹	☹	☹	
2	☺	☻	☹	☹	☹	
3	☺	☻	☹	☹	☹	
4	☺	☻	☹	☹	☹	
5	☺	☻	☹	☹	☹	
6	☺	☻	☹	☹	☹	
7	☺	☻	☹	☹	☹	

 **Nur ich kann mein Leben verändern!**
Niemand kann das für mich tun.

Sport-Tracker

Tag 1	Tag 2	Tag 3
Cardio ○ Gewichte ○	Cardio ○ Gewichte ○	Cardio ○ Gewichte ○

Tag 4	Tag 5	Tag 6
Cardio ○ Gewichte ○	Cardio ○ Gewichte ○	Cardio ○ Gewichte ○

Tag 7
Cardio ○   Gewichte ○

Tag	Kalorienverbrauch
1	
2	
3	
4	
5	
6	
7	

Checkliste

- [ ] _____
- [ ] _____
- [ ] _____
- [ ] _____
- [ ] _____
- [ ] _____
- [ ] _____
- [ ] _____
- [ ] _____

Notizen

_____

_____

_____

_____

_____

_____

_____

_____

_____

_____

Tag 1 Mahlzeiten – Tracker

Datum: _____

Mo Di Mi Do Fr Sa So

⊕ Tagesziel						

Frühstück	Kalorien	Fett	Eiweiß	KH	Ballast-stoffe	KH netto
Gesamt:						

Mittagessen	Kalorien	Fett	Eiweiß	KH	Ballast-stoffe	KH netto
Gesamt:						

Abendessen	Kalorien	Fett	Eiweiß	KH	Ballast-stoffe	KH netto
Gesamt:						

Snacks	Kalorien	Fett	Eiweiß	KH	Ballast-stoffe	KH netto
Gesamt:						

Tagessumme						

Ketose J / N   Intermittierendes Fasten: von _____Uhr bis_____Uhr

Checkliste

- ☐ _____
- ☐ _____
- ☐ _____
- ☐ _____
- ☐ _____
- ☐ _____
- ☐ _____
- ☐ _____
- ☐ _____

Notizen

_____

_____

_____

_____

_____

_____

_____

_____

_____

_____

Tag 2 Mahlzeiten – Tracker

Datum: _____

Mo Di Mi Do Fr Sa So

🎯 Tagesziel							

Frühstück	Kalorien	Fett	Eiweiß	KH	Ballast-stoffe	KH netto
Gesamt:						

Mittagessen	Kalorien	Fett	Eiweiß	KH	Ballast-stoffe	KH netto
Gesamt:						

Abendessen	Kalorien	Fett	Eiweiß	KH	Ballast-stoffe	KH netto
Gesamt:						

Snacks	Kalorien	Fett	Eiweiß	KH	Ballast-stoffe	KH netto
Gesamt:						

Tagessumme						

Ketose J / N   Intermittierendes Fasten: von _____Uhr bis_____Uhr

Checkliste

- ☐ _____
- ☐ _____
- ☐ _____
- ☐ _____
- ☐ _____
- ☐ _____
- ☐ _____
- ☐ _____
- ☐ _____

Notizen

_____

_____

_____

_____

_____

_____

_____

_____

_____

_____

Tag 3 Mahlzeiten – Tracker

Datum: _____

Mo Di Mi Do Fr Sa So

⊕ Tagesziel						

Frühstück	Kalorien	Fett	Eiweiß	KH	Ballast-stoffe	KH netto
Gesamt:						

Mittagessen	Kalorien	Fett	Eiweiß	KH	Ballast-stoffe	KH netto
Gesamt:						

Abendessen	Kalorien	Fett	Eiweiß	KH	Ballast-stoffe	KH netto
Gesamt:						

Snacks	Kalorien	Fett	Eiweiß	KH	Ballast-stoffe	KH netto
Gesamt:						

Tagessumme						

Ketose J / N   Intermittierendes Fasten: von _____Uhr bis_____Uhr

Checkliste

- [ ] _____
- [ ] _____
- [ ] _____
- [ ] _____
- [ ] _____
- [ ] _____
- [ ] _____
- [ ] _____
- [ ] _____

Notizen

_____
_____
_____
_____
_____
_____
_____
_____
_____
_____
_____

Tag 4 Mahlzeiten – Tracker

Datum: _____

Mo Di Mi Do Fr Sa So

⊕ **Tagesziel**						

Frühstück	Kalorien	Fett	Eiweiß	KH	Ballast-stoffe	KH netto
Gesamt:						
Mittagessen	Kalorien	Fett	Eiweiß	KH	Ballast-stoffe	KH netto
Gesamt:						
Abendessen	Kalorien	Fett	Eiweiß	KH	Ballast-stoffe	KH netto
Gesamt:						
Snacks	Kalorien	Fett	Eiweiß	KH	Ballast-stoffe	KH netto
Gesamt:						
Tagessumme						

Ketose J / N   Intermittierendes Fasten: von _____Uhr bis_____Uhr

Checkliste

- [ ] _____
- [ ] _____
- [ ] _____
- [ ] _____
- [ ] _____
- [ ] _____
- [ ] _____
- [ ] _____
- [ ] _____

Notizen

_____

_____

_____

_____

_____

_____

_____

_____

_____

Tag 5   Mahlzeiten – Tracker

Datum: _____

Mo Di Mi Do Fr Sa So

⊕ Tagesziel						

Frühstück	Kalorien	Fett	Eiweiß	KH	Ballast-stoffe	KH netto
Gesamt:						

Mittagessen	Kalorien	Fett	Eiweiß	KH	Ballast-stoffe	KH netto
Gesamt:						

Abendessen	Kalorien	Fett	Eiweiß	KH	Ballast-stoffe	KH netto
Gesamt:						

Snacks	Kalorien	Fett	Eiweiß	KH	Ballast-stoffe	KH netto
Gesamt:						

Tagessumme						

Ketose J / N   Intermittierendes Fasten: von _____Uhr bis_____Uhr

Checkliste

- [ ] _____
- [ ] _____
- [ ] _____
- [ ] _____
- [ ] _____
- [ ] _____
- [ ] _____
- [ ] _____
- [ ] _____

Notizen

_____

_____

_____

_____

_____

_____

_____

_____

_____

_____

Tag 6 Mahlzeiten – Tracker

Datum: _____
Mo Di Mi Do Fr Sa So

⊕ Tagesziel						
Frühstück	Kalorien	Fett	Eiweiß	KH	Ballast-stoffe	KH netto
Gesamt:						
Mittagessen	Kalorien	Fett	Eiweiß	KH	Ballast-stoffe	KH netto
Gesamt:						
Abendessen	Kalorien	Fett	Eiweiß	KH	Ballast-stoffe	KH netto
Gesamt:						
Snacks	Kalorien	Fett	Eiweiß	KH	Ballast-stoffe	KH netto
Gesamt:						
Tagessumme						

Ketose J / N   Intermittierendes Fasten: von _____Uhr bis_____Uhr

Checkliste

- [ ] _____
- [ ] _____
- [ ] _____
- [ ] _____
- [ ] _____
- [ ] _____
- [ ] _____
- [ ] _____
- [ ] _____

Notizen

Tag 7 Mahlzeiten – Tracker

Datum: _____

Mo Di Mi Do Fr Sa So

🎯 Tagesziel						

Frühstück	Kalorien	Fett	Eiweiß	KH	Ballast-stoffe	KH netto
Gesamt:						

Mittagessen	Kalorien	Fett	Eiweiß	KH	Ballast-stoffe	KH netto
Gesamt:						

Abendessen	Kalorien	Fett	Eiweiß	KH	Ballast-stoffe	KH netto
Gesamt:						

Snacks	Kalorien	Fett	Eiweiß	KH	Ballast-stoffe	KH netto
Gesamt:						

Tagessumme						

Ketose J / N   Intermittierendes Fasten: von _____Uhr bis_____Uhr

Checkliste

- ☐ _____
- ☐ _____
- ☐ _____
- ☐ _____
- ☐ _____
- ☐ _____
- ☐ _____
- ☐ _____
- ☐ _____

Notizen

_____

_____

_____

_____

_____

_____

_____

_____

_____

_____

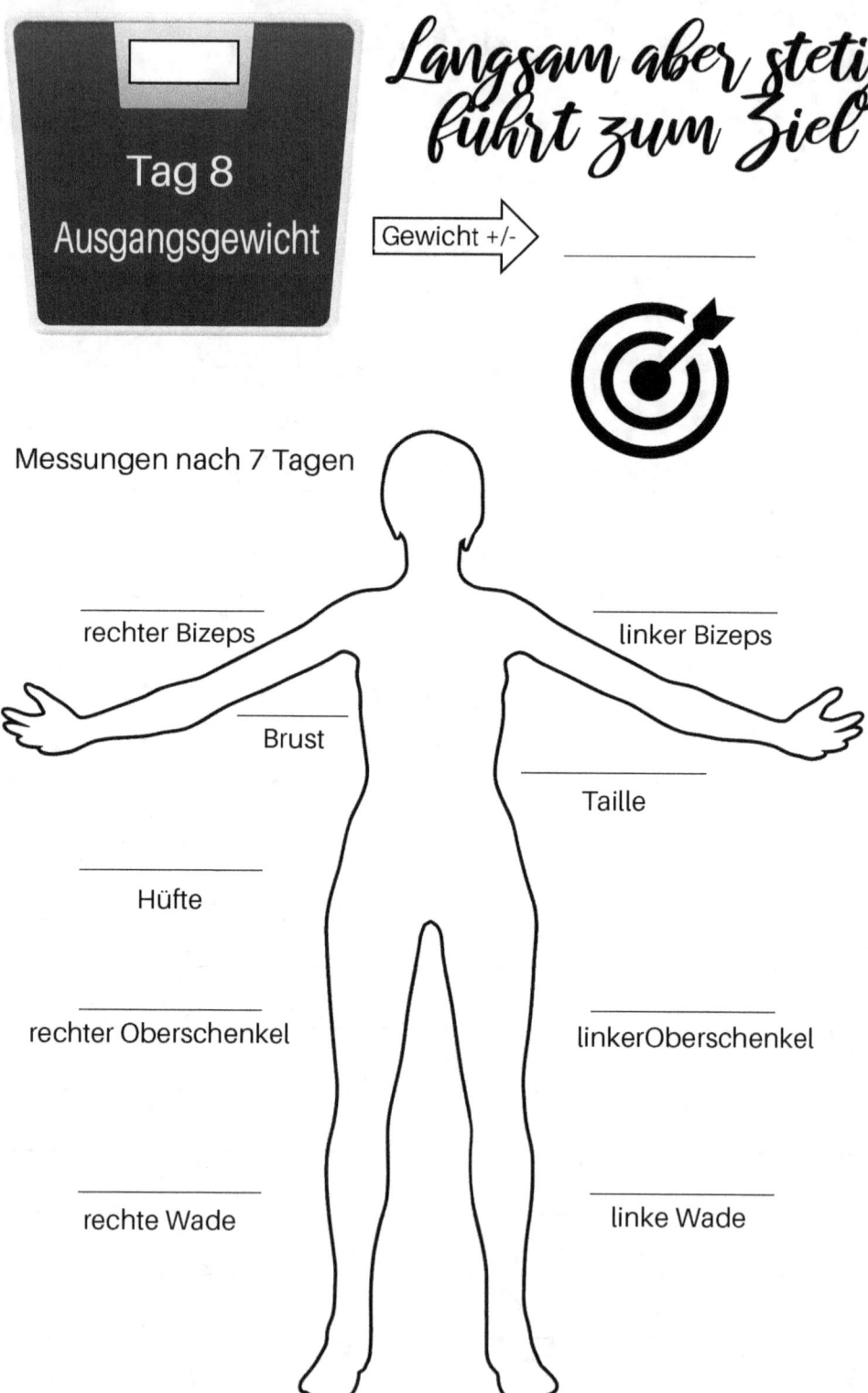

Tag 8
Ausgangsgewicht

Langsam aber stetig
führt zum Ziel

Gewicht +/- ⟹ _____

Messungen nach 7 Tagen

_____
rechter Bizeps

_____
linker Bizeps

_____
Brust

_____
Taille

_____
Hüfte

_____
rechter Oberschenkel

_____
linkerOberschenkel

_____
rechte Wade

_____
linke Wade

Nach 7 Tagen

hier Foto einkleben

Fragen, die ich mir stellen sollte

Bin ich zufrieden, wie ich die ersten 7 Tage absolviert habe?

_____

_____

_____

_____

Was war mein größter Erfolg?

_____

_____

_____

_____

Was kann ich besser machen?

_____

_____

_____

_____

Wie fühlt sich mein Körper an?

_____

_____

_____

_____

Tag 8- 14

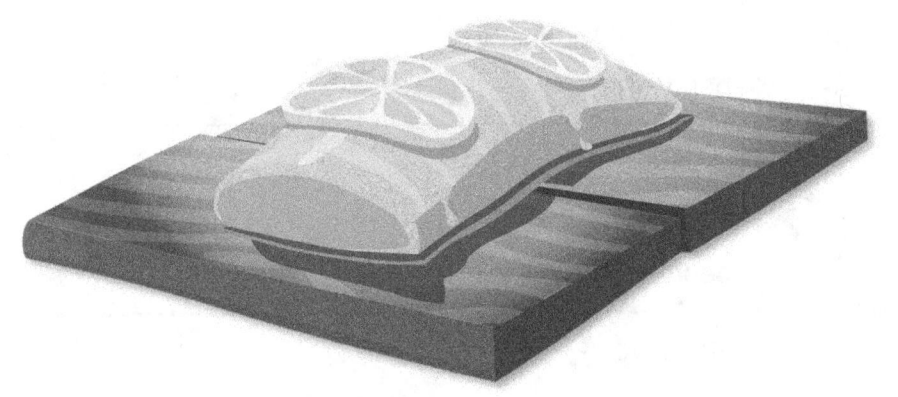

Speiseplan

Tag 14	Frühstück: Mittagessen: Abendessen:
Tag 13	Frühstück: Mittagessen: Abendessen:
Tag 12	Frühstück: Mittagessen: Abendessen:
Tag 11	Frühstück: Mittagessen: Abendessen:
Tag 10	Frühstück: Mittagessen: Abendessen:
Tag 9	Frühstück: Mittagessen: Abendessen:
Tag 8	Frühstück: Mittagessen: Abendessen:
Snacks	

Einkaufsliste

FLEISCH & FISCH		MILCHPRODUKTE & EIER		GEMÜSE	
	Schinken		Sahne		Brokkoli
	Speck		Joghurt, vollfett		Blumenkohl
	Hackfleisch		Eier		Gurke
	Huhn		Butter		Spargel (grün)
	Aufschnitt		Ghee		Zucchini
	Schweinefleisch		Saure Sahne		Zwiebeln
	Lammfleisch		Frischkäse		Knoblauch
	Wurst		Vollfettkäse		Sellerie
	Steak		**VORRÄTE**		Aubergine
	Ente		Mandelmilch		Weißkraut
	Garnelen		Kokosmilch		Paprika
	Lachs		Kaffee		Salat
	Thunfisch		Steinsalz		Kräuter
FETTE & ÖLE		Senf		**FRÜCHTE**	
	Olivenöl		Kokosmehl		Avocados
	Avocadoöl		Mandelmehl		Heidelbeeren
	Sesamöl		Erithrol		Brombeeren
	Erdnussöl		dunkle Schokol. 90%		Himbeeren
	MCT Öl				Erdbeeren
	Kokos Butter				Zitronen
	Kokos Öl				Limetten
	Ghee Butter				Nüsse & Samen

Einkaufsliste

FLEISCH & FISCH	MILCHPRODUKTE	GEMÜSE
	VORRÄTE	
FETTE & ÖLE		FRÜCHTE

Gewohnheits-Tracker

GEWOHNHEIT	8	9	10	11	12	13	14	BELOHNUNG

Stimmungs-Tracker

TAG	STIMMUNG					WARUM?
8	☺	☻	☹	☹	☹	
9	☺	☻	☹	☹	☹	
10	☺	☻	☹	☹	☹	
11	☺	☻	☹	☹	☹	
12	☺	☻	☹	☹	☹	
13	☺	☻	☹	☹	☹	
14	☺	☻	☹	☹	☹	

Wer niemals aufgibt,
wird auch niemals besiegt..

Sport-Tracker

Tag 8	Tag 9	Tag 10
Cardio ○ Gewichte ○	Cardio ○ Gewichte ○	Cardio ○ Gewichte ○

Tag 11	Tag 12	Tag 13
Cardio ○ Gewichte ○	Cardio ○ Gewichte ○	Cardio ○ Gewichte ○

Tag 14		Tag	Kalorienverbrauch
		8	
		9	
		10	
		11	
		12	
Cardio ○		13	
Gewichte ○		14	

Checkliste

- [ ] _____
- [ ] _____
- [ ] _____
- [ ] _____
- [ ] _____
- [ ] _____
- [ ] _____
- [ ] _____
- [ ] _____

Notizen

_____
_____
_____
_____
_____
_____
_____
_____
_____
_____
_____
_____

Tag 8 Mahlzeiten – Tracker

Datum: _____

	Mo	Di	Mi	Do	Fr	Sa	So
⊙ Tagesziel							

Frühstück	Kalorien	Fett	Eiweiß	KH	Ballast-stoffe	KH netto
Gesamt:						

Mittagessen	Kalorien	Fett	Eiweiß	KH	Ballast-stoffe	KH netto
Gesamt:						

Abendessen	Kalorien	Fett	Eiweiß	KH	Ballast-stoffe	KH netto
Gesamt:						

Snacks	Kalorien	Fett	Eiweiß	KH	Ballast-stoffe	KH netto
Gesamt:						
Tagessumme						

Ketose J / N   Intermittierendes Fasten: von _____Uhr bis_____Uhr

Checkliste

- [ ] _____
- [ ] _____
- [ ] _____
- [ ] _____
- [ ] _____
- [ ] _____
- [ ] _____
- [ ] _____
- [ ] _____

Notizen

_____

_____

_____

_____

_____

_____

_____

_____

_____

Tag 9 Mahlzeiten – Tracker

Datum: _____

Mo Di Mi Do Fr Sa So

⊕ Tagesziel							

Frühstück	Kalorien	Fett	Eiweiß	KH	Ballast-stoffe	KH netto	
Gesamt:							

Mittagessen	Kalorien	Fett	Eiweiß	KH	Ballast-stoffe	KH netto	
Gesamt:							

Abendessen	Kalorien	Fett	Eiweiß	KH	Ballast-stoffe	KH netto	
Gesamt:							

Snacks	Kalorien	Fett	Eiweiß	KH	Ballast-stoffe	KH netto	
Gesamt:							

Tagessumme							

Ketose J / N   Intermittierendes Fasten: von _____Uhr bis_____Uhr

Checkliste

- [ ] _____
- [ ] _____
- [ ] _____
- [ ] _____
- [ ] _____
- [ ] _____
- [ ] _____
- [ ] _____
- [ ] _____

Notizen

_____

_____

_____

_____

_____

_____

_____

_____

_____

_____

Tag 10 Mahlzeiten – Tracker

Datum: _____
Mo Di Mi Do Fr Sa So

⊕ Tagesziel							

Frühstück	Kalorien	Fett	Eiweiß	KH	Ballast-stoffe	KH netto
Gesamt:						

Mittagessen	Kalorien	Fett	Eiweiß	KH	Ballast-stoffe	KH netto
Gesamt:						

Abendessen	Kalorien	Fett	Eiweiß	KH	Ballast-stoffe	KH netto
Gesamt:						

Snacks	Kalorien	Fett	Eiweiß	KH	Ballast-stoffe	KH netto
Gesamt:						

Tagessumme						

Ketose J / N   Intermittierendes Fasten: von _____Uhr bis_____Uhr

Checkliste

- ☐ _____
- ☐ _____
- ☐ _____
- ☐ _____
- ☐ _____
- ☐ _____
- ☐ _____
- ☐ _____
- ☐ _____

Notizen

_____

_____

_____

_____

_____

_____

_____

_____

_____

_____

Tag 11 Mahlzeiten – Tracker

Datum: _____

Mo Di Mi Do Fr Sa So

⊕ Tagesziel						

Frühstück	Kalorien	Fett	Eiweiß	KH	Ballast-stoffe	KH netto
Gesamt:						

Mittagessen	Kalorien	Fett	Eiweiß	KH	Ballast-stoffe	KH netto
Gesamt:						

Abendessen	Kalorien	Fett	Eiweiß	KH	Ballast-stoffe	KH netto
Gesamt:						

Snacks	Kalorien	Fett	Eiweiß	KH	Ballast-stoffe	KH netto
Gesamt:						

Tagessumme						

Ketose J / N   Intermittierendes Fasten: von _____Uhr bis_____Uhr

Checkliste

- ☐ _____
- ☐ _____
- ☐ _____
- ☐ _____
- ☐ _____
- ☐ _____
- ☐ _____
- ☐ _____
- ☐ _____

Notizen

_____
_____
_____
_____
_____
_____
_____
_____
_____
_____

Tag 12 Mahlzeiten – Tracker

Datum: _____

Mo Di Mi Do Fr Sa So

🎯 Tagesziel							

Frühstück	Kalorien	Fett	Eiweiß	KH	Ballast-stoffe	KH netto	
Gesamt:							

Mittagessen	Kalorien	Fett	Eiweiß	KH	Ballast-stoffe	KH netto	
Gesamt:							

Abendessen	Kalorien	Fett	Eiweiß	KH	Ballast-stoffe	KH netto	
Gesamt:							

Snacks	Kalorien	Fett	Eiweiß	KH	Ballast-stoffe	KH netto	
Gesamt:							

Tagessumme							

Ketose J / N   Intermittierendes Fasten: von _____Uhr bis_____Uhr

Checkliste

- [ ] _____
- [ ] _____
- [ ] _____
- [ ] _____
- [ ] _____
- [ ] _____
- [ ] _____
- [ ] _____
- [ ] _____

Notizen

_____

_____

_____

_____

_____

_____

_____

_____

_____

_____

_____

Tag 13 Mahlzeiten – Tracker

Datum: _____
Mo Di Mi Do Fr Sa So

⊕ **Tagesziel**

Frühstück	Kalorien	Fett	Eiweiß	KH	Ballast-stoffe	KH netto
Gesamt:						

Mittagessen	Kalorien	Fett	Eiweiß	KH	Ballast-stoffe	KH netto
Gesamt:						

Abendessen	Kalorien	Fett	Eiweiß	KH	Ballast-stoffe	KH netto
Gesamt:						

Snacks	Kalorien	Fett	Eiweiß	KH	Ballast-stoffe	KH netto
Gesamt:						

| **Tagessumme** | | | | | | |

Ketose J / N   Intermittierendes Fasten: von _____Uhr bis_____Uhr

Checkliste

- ☐ _____
- ☐ _____
- ☐ _____
- ☐ _____
- ☐ _____
- ☐ _____
- ☐ _____
- ☐ _____
- ☐ _____

Notizen

_____

_____

_____

_____

_____

_____

_____

_____

_____

_____

_____

Tag 14 Mahlzeiten – Tracker

Datum: _____

Mo Di Mi Do Fr Sa So

⊕ Tagesziel							
Frühstück	Kalorien	Fett	Eiweiß	KH	Ballast-stoffe	KH netto	
Gesamt:							
Mittagessen	Kalorien	Fett	Eiweiß	KH	Ballast-stoffe	KH netto	
Gesamt:							
Abendessen	Kalorien	Fett	Eiweiß	KH	Ballast-stoffe	KH netto	
Gesamt:							
Snacks	Kalorien	Fett	Eiweiß	KH	Ballast-stoffe	KH netto	
Gesamt:							
Tagessumme							

Ketose J / N   Intermittierendes Fasten: von _____ Uhr bis _____ Uhr

Checkliste

- [ ] _____
- [ ] _____
- [ ] _____
- [ ] _____
- [ ] _____
- [ ] _____
- [ ] _____
- [ ] _____
- [ ] _____

Notizen

_____
_____
_____
_____
_____
_____
_____
_____
_____
_____

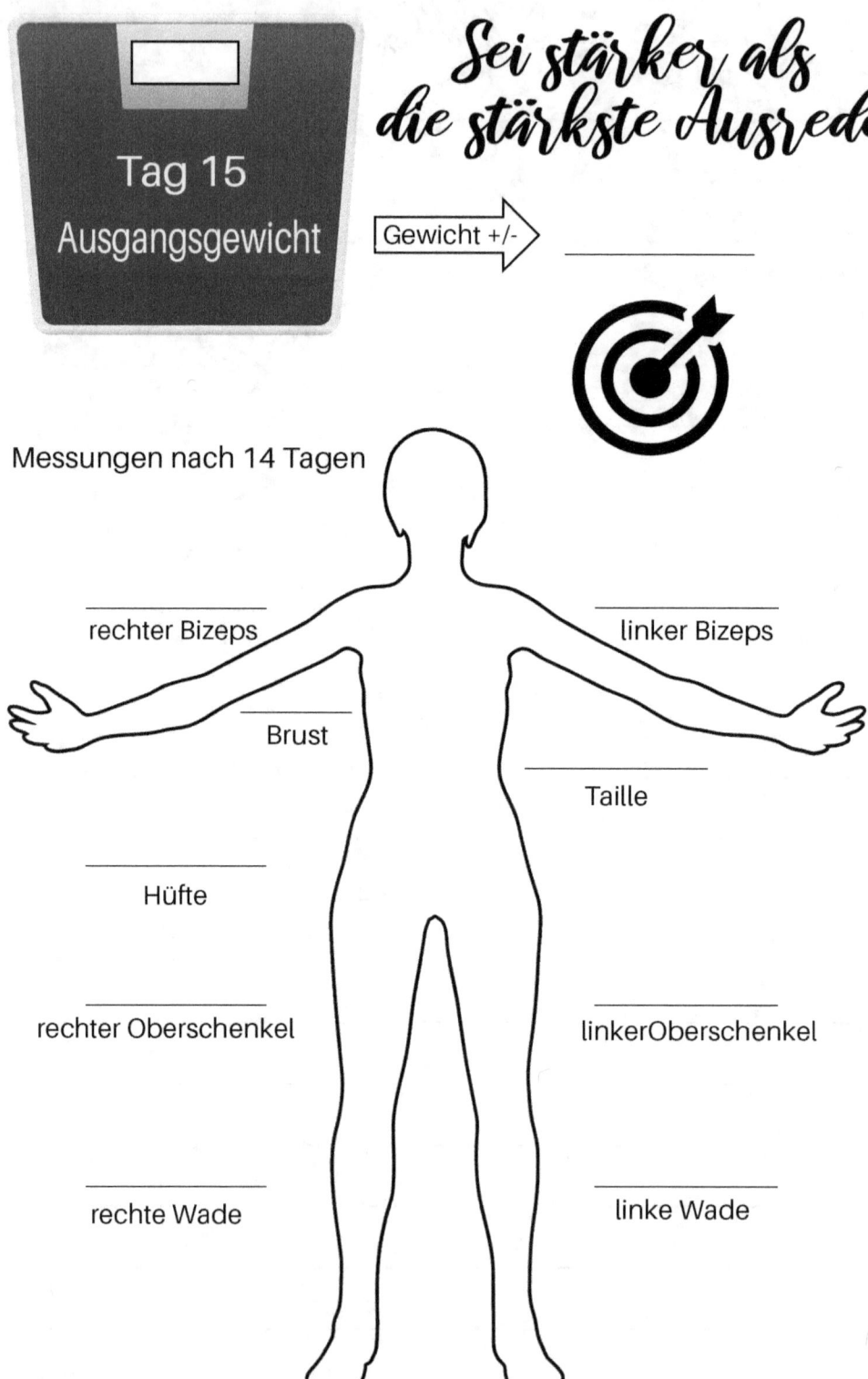

Tag 15
Ausgangsgewicht

Gewicht +/- ➡ _____

Sei stärker als die stärkste Ausrede

Messungen nach 14 Tagen

_____
rechter Bizeps

_____
linker Bizeps

_____
Brust

_____
Taille

_____
Hüfte

_____
rechter Oberschenkel

_____
linkerOberschenkel

_____
rechte Wade

_____
linke Wade

Nach 14 Tagen

hier Foto einkleben

Fragen, die ich mir stellen sollte

Wird es einfacher oder schwerer, sich an Keto zu halten? Warum?

_____

_____

_____

_____

Was ist mein größtes Problem mit Mahlzeiten auf Keto-Basis?

_____

_____

_____

_____

Gibt es etwas, das ich tun kann, um es einfacher zu machen?

_____

_____

_____

_____

Gibt es Lebensmittel, die ich sehr vermisse? Gibt es dafür einen Keto-Ersatz?

_____

_____

_____

_____

Tag 15 – 21

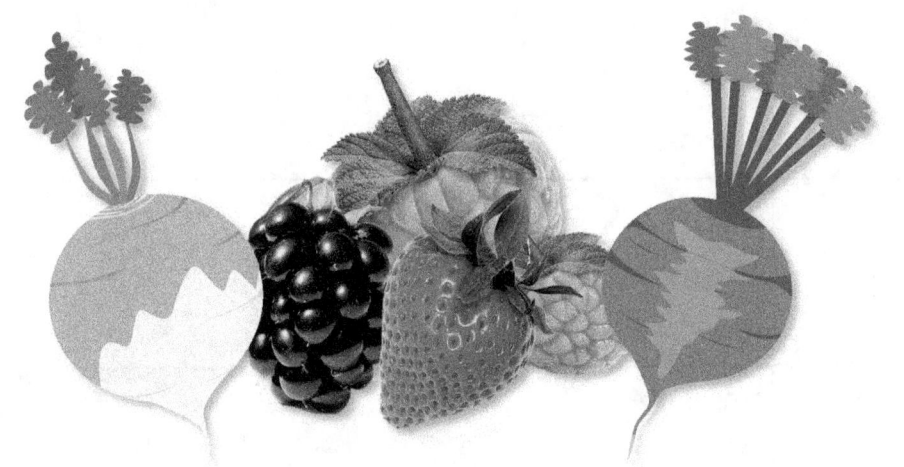

Speiseplan

Tag 21	Frühstück: Mittagessen: Abendessen:
Tag 20	Frühstück: Mittagessen: Abendessen:
Tag 19	Frühstück: Mittagessen: Abendessen:
Tag 18	Frühstück: Mittagessen: Abendessen:
Tag 17	Frühstück: Mittagessen: Abendessen:
Tag 16	Frühstück: Mittagessen: Abendessen:
Tag 15	Frühstück: Mittagessen: Abendessen:
Snacks	

Einkaufsliste

FLEISCH & FISCH	MILCHPRODUKTE	GEMÜSE
	VORRÄTE	
FETTE & ÖLE		**FRÜCHTE**

Einkaufsliste

FLEISCH & FISCH	MILCHPRODUKTE	GEMÜSE
	VORRÄTE	
FETTE & ÖLE		FRÜCHTE

Gewohnheits-Tracker

GEWOHNHEIT	15	16	17	18	19	20	21	BELOHNUNG

Stimmungs-Tracker

TAG	STIMMUNG					WARUM?
15	☺	☻	☹	☹	☹	
16	☺	☻	☹	☹	☹	
17	☺	☻	☹	☹	☹	
18	☺	☻	☹	☹	☹	
19	☺	☻	☹	☹	☹	
20	☺	☻	☹	☹	☹	
21	☺	☻	☹	☹	☹	

 Ein Kilo nach dem anderen!

Sport-Tracker

Tag 15	Tag 16	Tag 17

Cardio ○
Gewichte ○

Cardio ○
Gewichte ○

Cardio ○
Gewichte ○

Tag 18	Tag 19	Tag 20

Cardio ○
Gewichte ○

Cardio ○
Gewichte ○

Cardio ○
Gewichte ○

Tag 21

Cardio ○
Gewichte ○

Tag	Kalorienverbrauch
15	
16	
17	
18	
19	
20	
21	

Checkliste

- [ ] _____
- [ ] _____
- [ ] _____
- [ ] _____
- [ ] _____
- [ ] _____
- [ ] _____
- [ ] _____
- [ ] _____

Notizen

_____

_____

_____

_____

_____

_____

_____

_____

_____

Tag 15 Mahlzeiten – Tracker

Datum: _____

Mo Di Mi Do Fr Sa So

◎ Tagesziel						

Frühstück	Kalorien	Fett	Eiweiß	KH	Ballast-stoffe	KH netto
Gesamt:						

Mittagessen	Kalorien	Fett	Eiweiß	KH	Ballast-stoffe	KH netto
Gesamt:						

Abendessen	Kalorien	Fett	Eiweiß	KH	Ballast-stoffe	KH netto
Gesamt:						

Snacks	Kalorien	Fett	Eiweiß	KH	Ballast-stoffe	KH netto
Gesamt:						
Tagessumme						

Ketose J / N   Intermittierendes Fasten: von _____Uhr bis_____Uhr

Checkliste

- ☐ _____
- ☐ _____
- ☐ _____
- ☐ _____
- ☐ _____
- ☐ _____
- ☐ _____
- ☐ _____
- ☐ _____

Notizen

_____

_____

_____

_____

_____

_____

_____

_____

_____

_____

Tag 16 Mahlzeiten – Tracker

Datum: _____

Mo Di Mi Do Fr Sa So

⌖ Tagesziel							

Frühstück	Kalorien	Fett	Eiweiß	KH	Ballast-stoffe	KH netto
Gesamt:						

Mittagessen	Kalorien	Fett	Eiweiß	KH	Ballast-stoffe	KH netto
Gesamt:						

Abendessen	Kalorien	Fett	Eiweiß	KH	Ballast-stoffe	KH netto
Gesamt:						

Snacks	Kalorien	Fett	Eiweiß	KH	Ballast-stoffe	KH netto
Gesamt:						

Tagessumme						

Ketose J / N   Intermittierendes Fasten: von _____Uhr bis_____Uhr

Checkliste

- [ ] _____
- [ ] _____
- [ ] _____
- [ ] _____
- [ ] _____
- [ ] _____
- [ ] _____
- [ ] _____
- [ ] _____

Notizen

_____
_____
_____
_____
_____
_____
_____
_____
_____
_____
_____

Tag 17 Mahlzeiten – Tracker

Datum: _____

Mo Di Mi Do Fr Sa So

⊕ Tagesziel						

Frühstück	Kalorien	Fett	Eiweiß	KH	Ballast-stoffe	KH netto
Gesamt:						

Mittagessen	Kalorien	Fett	Eiweiß	KH	Ballast-stoffe	KH netto
Gesamt:						

Abendessen	Kalorien	Fett	Eiweiß	KH	Ballast-stoffe	KH netto
Gesamt:						

Snacks	Kalorien	Fett	Eiweiß	KH	Ballast-stoffe	KH netto
Gesamt:						
Tagessumme						

Ketose J / N   Intermittierendes Fasten: von _____ Uhr bis _____ Uhr

Checkliste

- [ ]
- [ ]
- [ ]
- [ ]
- [ ]
- [ ]
- [ ]
- [ ]
- [ ]

Notizen

Tag 18 Mahlzeiten – Tracker

Datum: _____

Mo Di Mi Do Fr Sa So

⊕ Tagesziel						

Frühstück	Kalorien	Fett	Eiweiß	KH	Ballast-stoffe	KH netto
Gesamt:						

Mittagessen	Kalorien	Fett	Eiweiß	KH	Ballast-stoffe	KH netto
Gesamt:						

Abendessen	Kalorien	Fett	Eiweiß	KH	Ballast-stoffe	KH netto
Gesamt:						

Snacks	Kalorien	Fett	Eiweiß	KH	Ballast-stoffe	KH netto
Gesamt:						

Tagessumme						

Ketose J / N   Intermittierendes Fasten: von _____Uhr bis_____Uhr

Checkliste

- [ ] _____
- [ ] _____
- [ ] _____
- [ ] _____
- [ ] _____
- [ ] _____
- [ ] _____
- [ ] _____
- [ ] _____

Notizen

_____

_____

_____

_____

_____

_____

_____

_____

_____

_____

_____

Tag 19 Mahlzeiten – Tracker

Datum: _____

Mo Di Mi Do Fr Sa So

🎯 Tagesziel						

Frühstück	Kalorien	Fett	Eiweiß	KH	Ballast-stoffe	KH netto
Gesamt:						

Mittagessen	Kalorien	Fett	Eiweiß	KH	Ballast-stoffe	KH netto
Gesamt:						

Abendessen	Kalorien	Fett	Eiweiß	KH	Ballast-stoffe	KH netto
Gesamt:						

Snacks	Kalorien	Fett	Eiweiß	KH	Ballast-stoffe	KH netto
Gesamt:						

Tagessumme						

Ketose J / N   Intermittierendes Fasten: von _____ Uhr bis _____ Uhr

Checkliste

- [ ] _____
- [ ] _____
- [ ] _____
- [ ] _____
- [ ] _____
- [ ] _____
- [ ] _____
- [ ] _____
- [ ] _____

Notizen

_____

_____

_____

_____

_____

_____

_____

_____

_____

_____

Tag 20 Mahlzeiten – Tracker

Datum: _____

Mo Di Mi Do Fr Sa So

⊕ Tagesziel						

Frühstück	Kalorien	Fett	Eiweiß	KH	Ballast-stoffe	KH netto
Gesamt:						

Mittagessen	Kalorien	Fett	Eiweiß	KH	Ballast-stoffe	KH netto
Gesamt:						

Abendessen	Kalorien	Fett	Eiweiß	KH	Ballast-stoffe	KH netto
Gesamt:						

Snacks	Kalorien	Fett	Eiweiß	KH	Ballast-stoffe	KH netto
Gesamt:						

Tagessumme						

Ketose J / N   Intermittierendes Fasten: von _____Uhr bis_____Uhr

Checkliste

- ☐ _____
- ☐ _____
- ☐ _____
- ☐ _____
- ☐ _____
- ☐ _____
- ☐ _____
- ☐ _____
- ☐ _____

Notizen

_____

_____

_____

_____

_____

_____

_____

_____

_____

_____

_____

Tag 21 Mahlzeiten – Tracker

Datum: _____
Mo Di Mi Do Fr Sa So

🎯 Tagesziel							

Frühstück	Kalorien	Fett	Eiweiß	KH	Ballast-stoffe	KH netto
Gesamt:						

Mittagessen	Kalorien	Fett	Eiweiß	KH	Ballast-stoffe	KH netto
Gesamt:						

Abendessen	Kalorien	Fett	Eiweiß	KH	Ballast-stoffe	KH netto
Gesamt:						

Snacks	Kalorien	Fett	Eiweiß	KH	Ballast-stoffe	KH netto
Gesamt:						

Tagessumme						

Ketose J / N   Intermittierendes Fasten: von _____Uhr bis_____Uhr

Checkliste

- [ ] _____
- [ ] _____
- [ ] _____
- [ ] _____
- [ ] _____
- [ ] _____
- [ ] _____
- [ ] _____
- [ ] _____

Notizen

_____

_____

_____

_____

_____

_____

_____

_____

_____

_____

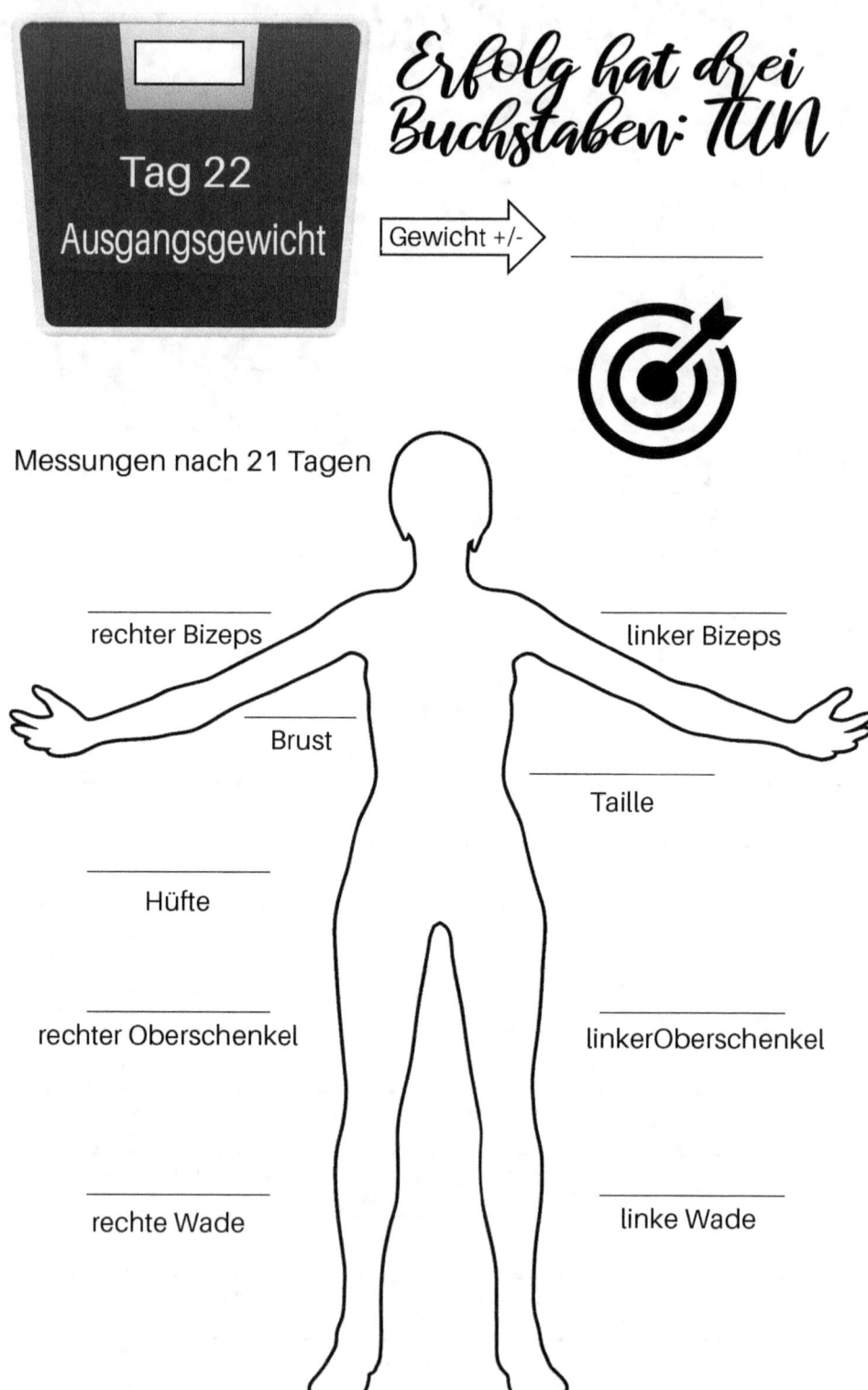

Tag 22
Ausgangsgewicht

Erfolg hat drei
Buchstaben: TUN

Gewicht +/- ➡ _____

Messungen nach 21 Tagen

_____
rechter Bizeps

_____
linker Bizeps

_____
Brust

_____
Taille

_____
Hüfte

_____
rechter Oberschenkel

_____
linkerOberschenkel

_____
rechte Wade

_____
linke Wade

Nach 21 Tagen

hier Foto einkleben

Fragen, die ich mir stellen sollte

Bin ich mit mir zufrieden, wie ich die ersten 21 Tage gemeistert habe?

_____

_____

_____

_____

Worauf bin ich besonders stolz? Warum?

_____

_____

_____

_____

Was sind meine größten Probleme mit Keto?

_____

_____

_____

_____

Welche Lösungsmöglichkeiten gibt es dafür?

_____

_____

_____

_____

Tag 22- 28

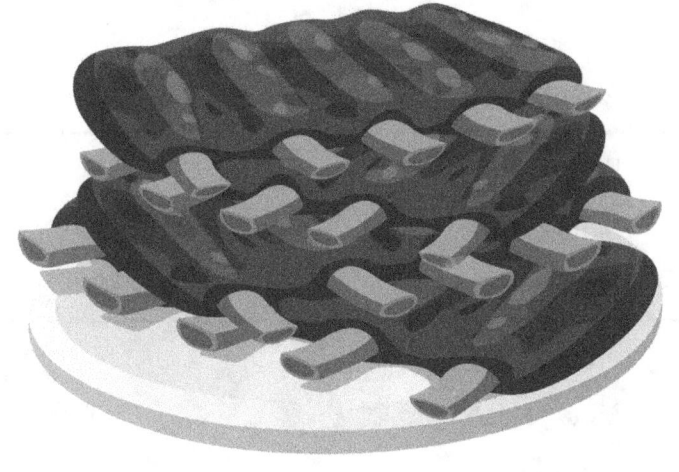

Speiseplan

Tag 28	Frühstück: Mittagessen: Abendessen:
Tag 27	Frühstück: Mittagessen: Abendessen:
Tag 26	Frühstück: Mittagessen: Abendessen:
Tag 25	Frühstück: Mittagessen: Abendessen:
Tag 24	Frühstück: Mittagessen: Abendessen:
Tag 23	Frühstück: Mittagessen: Abendessen:
Tag 22	Frühstück: Mittagessen: Abendessen:
Snacks	

Einkaufsliste

FLEISCH & FISCH	MILCHPRODUKTE & EIER	GEMÜSE
Schinken	Sahne	Brokkoli
Speck	Joghurt, vollfett	Blumenkohl
Hackfleisch	Eier	Gurke
Huhn	Butter	Spargel (grün)
Aufschnitt	Ghee	Zucchini
Schweinefleisch	Saure Sahne	Zwiebeln
Lammfleisch	Frischkäse	Knoblauch
Wurst	Vollfettkäse	Sellerie
Steak	**VORRÄTE**	Aubergine
Ente	Mandelmilch	Weißkraut
Garnelen	Kokosmilch	Paprika
Lachs	Kaffee	Salat
Thunfisch	Steinsalz	Kräuter
FETTE & ÖLE	Senf	**FRÜCHTE**
Olivenöl	Kokosmehl	Avocados
Avocadoöl	Mandelmehl	Heidelbeeren
Sesamöl	Erithrol	Brombeeren
Erdnussöl	dunkle Schokol. 90%	Himbeeren
MCT Öl		Erdbeeren
Kokos Butter		Zitronen
Kokos Öl		Limetten
Ghee Butter		Nüsse & Samen

Einkaufsliste

FLEISCH & FISCH		MILCHPRODUKTE		GEMÜSE
		VORRÄTE		
FETTE & ÖLE				**FRÜCHTE**

Gewohnheits-Tracker

GEWOHNHEIT	22	23	24	25	26	27	28	BELOHNUNG

Stimmungs-Tracker

TAG	STIMMUNG					WARUM?
22	☺	☻	☹	☹	☹	
23	☺	☻	☹	☹	☹	
24	☺	☻	☹	☹	☹	
25	☺	☻	☹	☹	☹	
26	☺	☻	☹	☹	☹	
27	☺	☻	☹	☹	☹	
28	☺	☻	☹	☹	☹	

 Nicht das Beginnen wird belohnt, sondern das Durchhalten.

Sport-Tracker

Tag 22	Tag 23	Tag 24
Cardio ○ Gewichte ○	Cardio ○ Gewichte ○	Cardio ○ Gewichte ○

Tag 25	Tag 26	Tag 27
Cardio ○ Gewichte ○	Cardio ○ Gewichte ○	Cardio ○ Gewichte ○

Tag 28	Tag	Kalorienverbrauch
	22	
	23	
	24	
	25	
	26	
Cardio ○	27	
Gewichte ○	28	

Checkliste

- [ ] _____
- [ ] _____
- [ ] _____
- [ ] _____
- [ ] _____
- [ ] _____
- [ ] _____
- [ ] _____
- [ ] _____

Notizen

_____

_____

_____

_____

_____

_____

_____

_____

_____

_____

_____

_____

Tag 22 Mahlzeiten – Tracker

Datum: _____

Mo Di Mi Do Fr Sa So

⊕ Tagesziel						

Frühstück	Kalorien	Fett	Eiweiß	KH	Ballast-stoffe	KH netto
Gesamt:						

Mittagessen	Kalorien	Fett	Eiweiß	KH	Ballast-stoffe	KH netto
Gesamt:						

Abendessen	Kalorien	Fett	Eiweiß	KH	Ballast-stoffe	KH netto
Gesamt:						

Snacks	Kalorien	Fett	Eiweiß	KH	Ballast-stoffe	KH netto
Gesamt:						

Tagessumme						

Ketose J / N   Intermittierendes Fasten: von _____Uhr bis_____Uhr

Checkliste

- ☐ _____
- ☐ _____
- ☐ _____
- ☐ _____
- ☐ _____
- ☐ _____
- ☐ _____
- ☐ _____
- ☐ _____

Notizen

_____

_____

_____

_____

_____

_____

_____

_____

_____

_____

Tag 23 Mahlzeiten – Tracker

🎯 Tagesziel						

Frühstück	Kalorien	Fett	Eiweiß	KH	Ballast-stoffe	KH netto
Gesamt:						

Mittagessen	Kalorien	Fett	Eiweiß	KH	Ballast-stoffe	KH netto
Gesamt:						

Abendessen	Kalorien	Fett	Eiweiß	KH	Ballast-stoffe	KH netto
Gesamt:						

Snacks	Kalorien	Fett	Eiweiß	KH	Ballast-stoffe	KH netto
Gesamt:						

Tagessumme						

Ketose J / N   Intermittierendes Fasten: von _____Uhr bis_____Uhr

Checkliste

- ☐ _____
- ☐ _____
- ☐ _____
- ☐ _____
- ☐ _____
- ☐ _____
- ☐ _____
- ☐ _____
- ☐ _____

Notizen

_____

_____

_____

_____

_____

_____

_____

_____

_____

_____

Tag 24 Mahlzeiten – Tracker

Datum: _____

Mo Di Mi Do Fr Sa So

🎯 Tagesziel							

Frühstück	Kalorien	Fett	Eiweiß	KH	Ballast-stoffe	KH netto
Gesamt:						

Mittagessen	Kalorien	Fett	Eiweiß	KH	Ballast-stoffe	KH netto
Gesamt:						

Abendessen	Kalorien	Fett	Eiweiß	KH	Ballast-stoffe	KH netto
Gesamt:						

Snacks	Kalorien	Fett	Eiweiß	KH	Ballast-stoffe	KH netto
Gesamt:						

Tagessumme							

Ketose J / N   Intermittierendes Fasten: von _____Uhr bis_____Uhr

Checkliste

- [ ] _____
- [ ] _____
- [ ] _____
- [ ] _____
- [ ] _____
- [ ] _____
- [ ] _____
- [ ] _____
- [ ] _____

Notizen

_____
_____
_____
_____
_____
_____
_____
_____
_____
_____
_____
_____

Tag 25 Mahlzeiten – Tracker

Datum: _____

Mo Di Mi Do Fr Sa So

🎯 Tagesziel							

Frühstück	Kalorien	Fett	Eiweiß	KH	Ballast-stoffe	KH netto
Gesamt:						

Mittagessen	Kalorien	Fett	Eiweiß	KH	Ballast-stoffe	KH netto
Gesamt:						

Abendessen	Kalorien	Fett	Eiweiß	KH	Ballast-stoffe	KH netto
Gesamt:						

Snacks	Kalorien	Fett	Eiweiß	KH	Ballast-stoffe	KH netto
Gesamt:						

Tagessumme						

Ketose J / N   Intermittierendes Fasten: von _____Uhr bis_____Uhr

Checkliste

- [ ] _____
- [ ] _____
- [ ] _____
- [ ] _____
- [ ] _____
- [ ] _____
- [ ] _____
- [ ] _____
- [ ] _____

Notizen

_____
_____
_____
_____
_____
_____
_____
_____
_____
_____

Tag 26 Mahlzeiten – Tracker

Datum: _____

Mo Di Mi Do Fr Sa So

🎯 Tagesziel						

Frühstück	Kalorien	Fett	Eiweiß	KH	Ballast-stoffe	KH netto
Gesamt:						

Mittagessen	Kalorien	Fett	Eiweiß	KH	Ballast-stoffe	KH netto
Gesamt:						

Abendessen	Kalorien	Fett	Eiweiß	KH	Ballast-stoffe	KH netto
Gesamt:						

Snacks	Kalorien	Fett	Eiweiß	KH	Ballast-stoffe	KH netto
Gesamt:						

Tagessumme						

Ketose J / N   Intermittierendes Fasten: von _____ Uhr bis _____ Uhr

Checkliste

- ☐ _____
- ☐ _____
- ☐ _____
- ☐ _____
- ☐ _____
- ☐ _____
- ☐ _____
- ☐ _____
- ☐ _____

Notizen

_____

_____

_____

_____

_____

_____

_____

_____

_____

_____

_____

Tag 27 Mahlzeiten – Tracker

Datum: _____

Mo Di Mi Do Fr Sa So

⊕ Tagesziel						

Frühstück	Kalorien	Fett	Eiweiß	KH	Ballast-stoffe	KH netto
Gesamt:						

Mittagessen	Kalorien	Fett	Eiweiß	KH	Ballast-stoffe	KH netto
Gesamt:						

Abendessen	Kalorien	Fett	Eiweiß	KH	Ballast-stoffe	KH netto
Gesamt:						

Snacks	Kalorien	Fett	Eiweiß	KH	Ballast-stoffe	KH netto
Gesamt:						

Tagessumme						

Ketose J / N   Intermittierendes Fasten: von _____Uhr bis_____Uhr

Checkliste

- [ ] _____
- [ ] _____
- [ ] _____
- [ ] _____
- [ ] _____
- [ ] _____
- [ ] _____
- [ ] _____
- [ ] _____

Notizen

_____
_____
_____
_____
_____
_____
_____
_____
_____
_____
_____

Tag 28 Mahlzeiten – Tracker

Datum: _____

Mo Di Mi Do Fr Sa So

🎯 Tagesziel							

Frühstück	Kalorien	Fett	Eiweiß	KH	Ballast-stoffe	KH netto
Gesamt:						

Mittagessen	Kalorien	Fett	Eiweiß	KH	Ballast-stoffe	KH netto
Gesamt:						

Abendessen	Kalorien	Fett	Eiweiß	KH	Ballast-stoffe	KH netto
Gesamt:						

Snacks	Kalorien	Fett	Eiweiß	KH	Ballast-stoffe	KH netto
Gesamt:						

Tagessumme							

Ketose J / N   Intermittierendes Fasten: von _____Uhr bis_____Uhr

Checkliste

- ☐ _____
- ☐ _____
- ☐ _____
- ☐ _____
- ☐ _____
- ☐ _____
- ☐ _____
- ☐ _____
- ☐ _____

Notizen

_____
_____
_____
_____
_____
_____
_____
_____
_____
_____

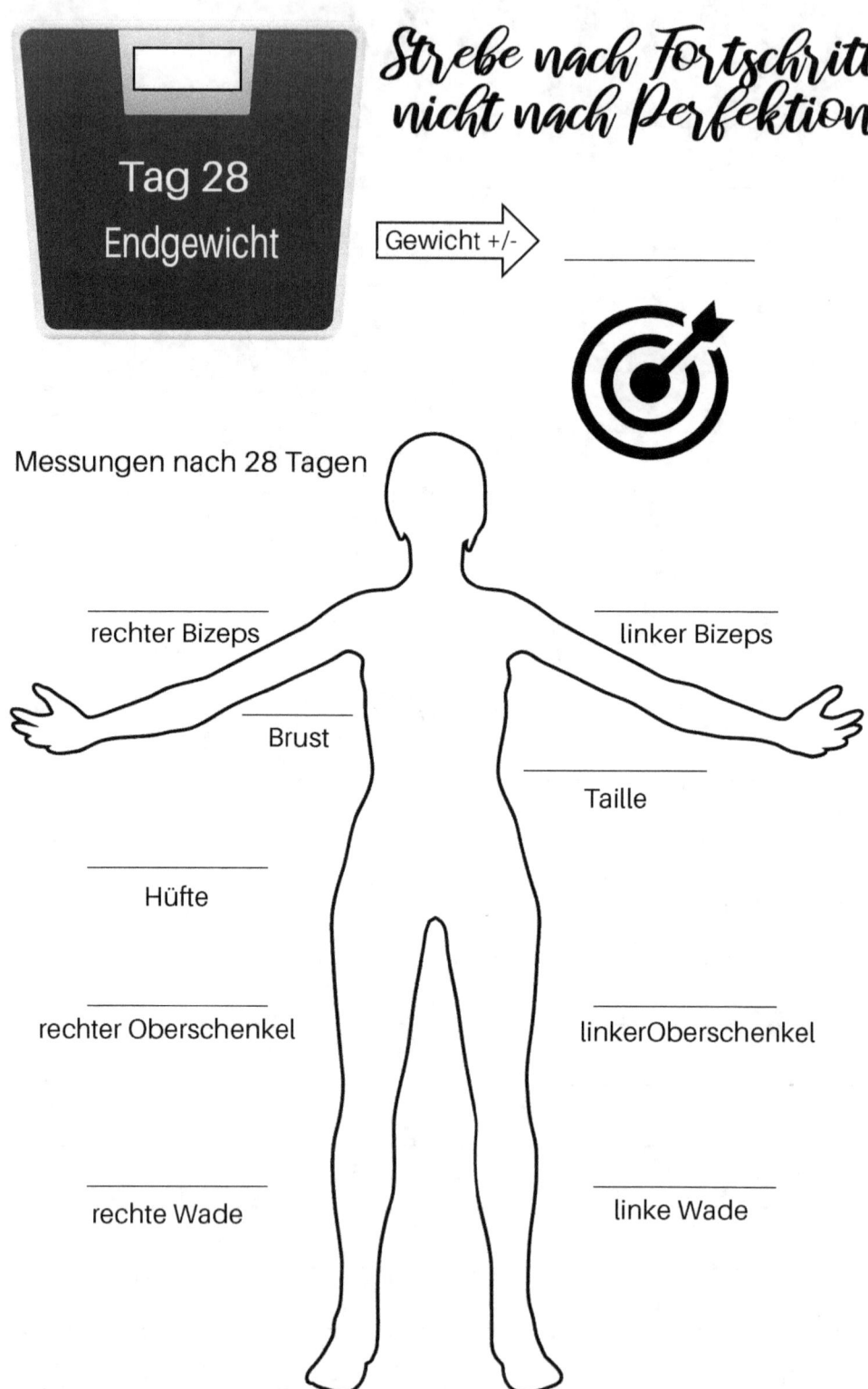

Tag 28
Endgewicht

Strebe nach Fortschritt, nicht nach Perfektion

Gewicht +/- _____

Messungen nach 28 Tagen

_____
rechter Bizeps

_____
linker Bizeps

_____
Brust

_____
Taille

_____
Hüfte

_____
rechter Oberschenkel

_____
linkerOberschenkel

_____
rechte Wade

_____
linke Wade

Nach 28 Tagen

hier Foto einkleben

Fragen, die ich mir stellen sollte

Werde ich diese Ernährung fortsetzen? Warum oder warum nicht?

_____

_____

_____

_____

Kann ich das alleine machen oder brauche ich mehr Unterstützung?

_____

_____

_____

_____

Auch wenn ich mein Ziel erreiche, bleibe ich bei Keto. Richtig oder falsch?

_____

_____

_____

_____

Ich würde den Keto Lifestyle Familie und Freunden empfehlen?

_____

_____

_____

_____

Keto

Rezepte

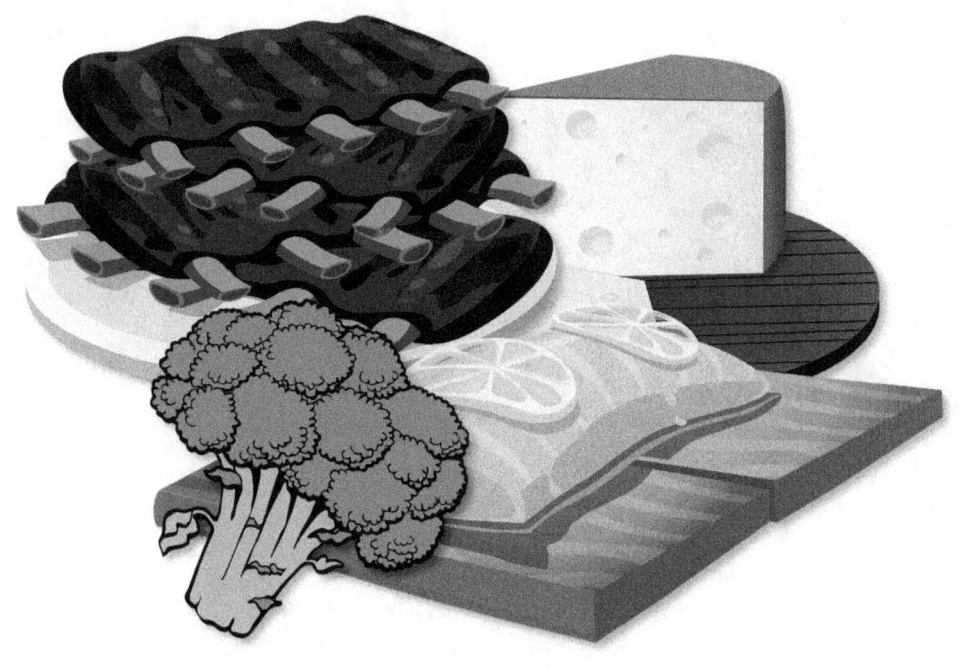

Rezept:

Vorbereitungszeit [   ] Zubereitungszeit [   ]
Portionen [   ] Schwierigkeitsgrad [   ]

Zutaten

------------------------------------   ------------------------------------

------------------------------------   ------------------------------------

------------------------------------   ------------------------------------

------------------------------------   ------------------------------------

------------------------------------   ------------------------------------

Zubereitung

Eiweiß [   ] Fett [   ] KH [   ] Ballast [   ] Kalorien [   ]

Rezept:

Vorbereitungszeit [   ] Zubereitungszeit [   ]
Portionen [   ] Schwierigkeitsgrad [   ]

Zutaten

Zubereitung

Eiweiß [   ] Fett [   ] KH [   ] Ballast [   ] Kalorien [   ]

Rezept:

Vorbereitungszeit [   ] Zubereitungszeit [   ]
Portionen [   ] Schwierigkeitsgrad [   ]

Zutaten

--------------------------------   --------------------------------

--------------------------------   --------------------------------

--------------------------------   --------------------------------

--------------------------------   --------------------------------

--------------------------------   --------------------------------

Zubereitung

Eiweiß [   ] Fett [   ] KH [   ] Ballast [   ] Kalorien [   ]

Rezept:

Vorbereitungszeit [   ] Zubereitungszeit [   ]
Portionen [   ] Schwierigkeitsgrad [   ]

Zutaten

Zubereitung

Eiweiß [   ] Fett [   ] KH [   ] Ballast [   ] Kalorien [   ]

Rezept:

Vorbereitungszeit [   ] Zubereitungszeit [   ]
Portionen [   ]   Schwierigkeitsgrad [   ]

Zutaten

Zubereitung

Eiweiß [   ] Fett [   ] KH [   ] Ballast [   ] Kalorien [   ]

Rezept:

Vorbereitungszeit [   ]   Zubereitungszeit [   ]
Portionen [   ]   Schwierigkeitsgrad [   ]

Zutaten

--------------------------------------   --------------------------------------

--------------------------------------   --------------------------------------

--------------------------------------   --------------------------------------

--------------------------------------   --------------------------------------

--------------------------------------   --------------------------------------

Zubereitung

Eiweiß [   ] Fett [   ] KH [   ] Ballast [   ] Kalorien [   ]

Rezept:

Vorbereitungszeit [   ] Zubereitungszeit [   ]
Portionen [   ] Schwierigkeitsgrad [   ]

Zutaten

Zubereitung

Eiweiß [   ] Fett [   ] KH [   ] Ballast [   ] Kalorien [   ]

Rezept:

Vorbereitungszeit [   ] Zubereitungszeit [   ]
Portionen [   ] Schwierigkeitsgrad [   ]

Zutaten

_____   _____

_____   _____

_____   _____

_____   _____

_____   _____

Zubereitung

_____

_____

_____

_____

_____

_____

_____

Eiweiß [   ] Fett [   ] KH [   ] Ballast [   ] Kalorien [   ]

Rezept:

Vorbereitungszeit [   ] Zubereitungszeit [   ]
Portionen [   ] Schwierigkeitsgrad [   ]

Zutaten

Zubereitung

Eiweiß [   ] Fett [   ] KH [   ] Ballast [   ] Kalorien [   ]

Rezept:

Vorbereitungszeit [   ] Zubereitungszeit [   ]
Portionen [   ] Schwierigkeitsgrad [   ]

Zutaten

Zubereitung

Eiweiß [   ] Fett [   ] KH [   ] Ballast [   ] Kalorien [   ]

Rezept:

Vorbereitungszeit [   ] Zubereitungszeit [   ]
Portionen [   ] Schwierigkeitsgrad [   ]

Zutaten

Zubereitung

Eiweiß [   ] Fett [   ] KH [   ] Ballast [   ] Kalorien [   ]

Rezept:

Vorbereitungszeit [   ] Zubereitungszeit [   ]
Portionen [   ] Schwierigkeitsgrad [   ]

Zutaten

_____   _____

_____   _____

_____   _____

_____   _____

_____   _____

Zubereitung

_____

_____

_____

_____

_____

_____

_____

_____

Eiweiß [   ] Fett [   ] KH [   ] Ballast [   ] Kalorien [   ]

Rezept:

Vorbereitungszeit [   ] Zubereitungszeit [   ]
Portionen [   ] Schwierigkeitsgrad [   ]

Zutaten

Zubereitung

Eiweiß [   ] Fett [   ] KH [   ] Ballast [   ] Kalorien [   ]

Rezept:

Vorbereitungszeit [   ] Zubereitungszeit [   ]
Portionen [   ] Schwierigkeitsgrad [   ]

Zutaten

_____   _____

_____   _____

_____   _____

_____   _____

_____   _____

Zubereitung

_____

_____

_____

_____

_____

_____

_____

_____

Eiweiß [   ] Fett [   ] KH [   ] Ballast [   ] Kalorien [   ]

Rezept:

Vorbereitungszeit [   ] Zubereitungszeit [   ]
Portionen [   ] Schwierigkeitsgrad [   ]

Zutaten

Zubereitung

Eiweiß [   ] Fett [   ] KH [   ] Ballast [   ] Kalorien [   ]

Rezept:

Vorbereitungszeit [   ] Zubereitungszeit [   ]
Portionen [   ] Schwierigkeitsgrad [   ]

Zutaten

Zubereitung

Eiweiß [   ] Fett [   ] KH [   ] Ballast [   ] Kalorien [   ]

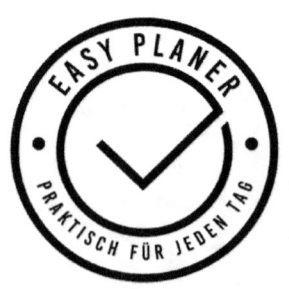

Copyright © Easy Planer
www.easyplaner.com

Dieses Buch ist urheberrechtlich geschützt. Es darf weder in elektronischer Form noch in
gedruckter Form vervielfältigt werden, außer für ihre explizite Verwendung. Das Kopieren
dieses Buches ist ohne Erlaubnis des Autors nicht gestattet. Alle Rechte vorbehalten.

www.ingramcontent.com/pod-product-compliance
Lightning Source LLC
Chambersburg PA
CBHW060411290526
45791CB00002B/701